LE

CHOLÉRA – MORBUS

ÉPIDÉMIQUE,

A CHATEAU-VOUÉ (Meurthe).

PAR

E. A. ANCELON,

Docteur en Médecine;

MÉDECIN EN CHEF DE L'HÔPITAL DE DIEUZE,

Membre correspondant de la Société de Médecine de Nancy,

de la Société Nationale de Médecine de Marseille, etc.

DIEUZE, IMPRIMERIE DE MAINBOURG.

——

1850.

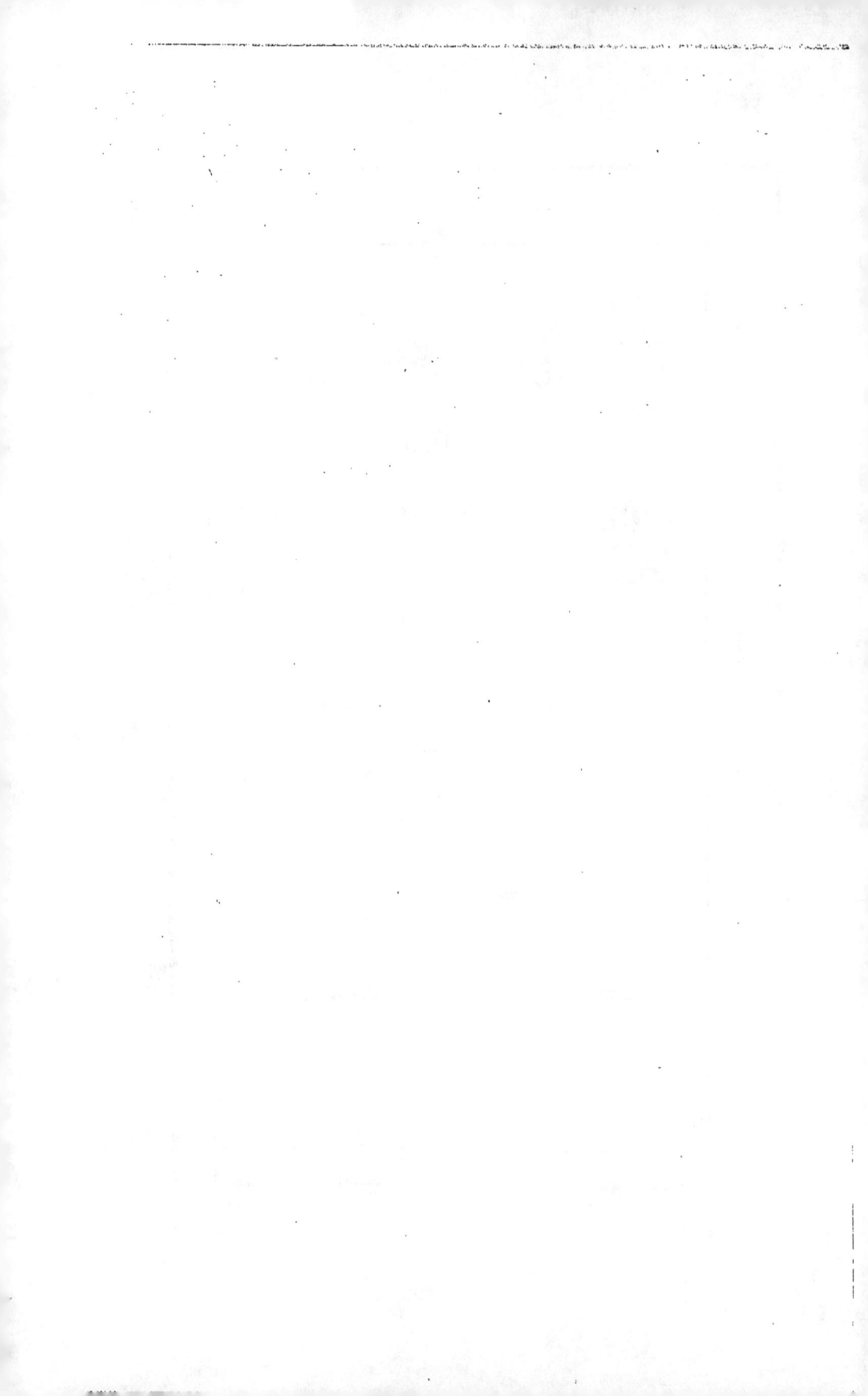

LE
CHOLÉRA-MORBUS

ÉPIDÉMIQUE.

A CHATEAU-VOUÉ (Meurthe).

PAR

E. A. ANCELON,

Docteur en Médecine,

MÉDECIN EN CHEF DE L'HÔPITAL DE DIEUZE,

Membre correspondant de la Société de Médecine de Nancy,
de la Société Nationale de Médecine de Marseille, etc.

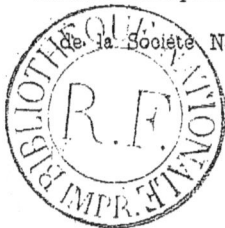

DIEUZE, IMPRIMERIE DE MAINBOURG.

1850.

LE CHOLÉRA-MORBUS

ÉPIDÉMIQUE,

A CHATEAU-VOUÉ (Meurthe.)

Septembre, Octobre, Novembre, Décembre 1849.

I.

GÉNÉRALITÉS.

§ I.

Chacun de nous est comptable envers la société des fruits de son expérience, des résultats de son observation.

En temps d'épidémie surtout, les médecins ont à acquitter une dette sacrée. Il ne leur suffit pas d'engager une lutte corps à corps avec le fléau; leur devoir leur impose encore l'obligation de livrer à la publicité tous les renseignements qu'ils ont pu obtenir sur le théâtre de leur dévouement. En effet, sans ce complément obligé de la médecine pratique, il ne saurait y avoir que vague et incertitude : causes, nature, marche, symptômes, thérapeutique des épidémies, en gé-néral, du choléra-morbus en particulier, toutes ces sources fécondes d'analyse et de synthèse iraient pour jamais se replon-ger dans les ténèbres de l'inconnu. Personne n'ignore d'ail-leurs les tendances du fléau asiatique à revêtir, dans un grand nombre de localités, une physionomie nouvelle et toute particulière. Je viens donc, comme tous les médecins qui ont soigné des cholériques, faire part de ce que j'ai vu, de ce que j'ai fait, de ce que j'ai recueilli.

1. L'itinéraire du choléra-morbus épidémique est aujourd'hui bien connu; ses étapes sont presque invariablement marquées sur la carte du globe. Il revient, à jour fixe et à de rares exceptions près, dans les lieux par lui déjà parcourus et précédemment ravagés. Cela nous est surabondamment démontré par l'épidémie de 1849, à laquelle nous sommes redevables de leçons de plus d'un genre. Pour nous borner au cercle étroit dans lequel il faut bien nous circonscrire, à propos de ces généralités, nous dirons que, de notre récente expérience, ressort cette terrible vérité : que le choléra-morbus épidémique s'attaque tout d'abord et de préférence aux classes les plus déshéritées de notre organisation sociale; que l'aisance, une vie régulière, une certaine force morale sont de puissants auxiliaires quand il s'agit de lutter contre ses atteintes; que son intensité épidémique se développe en raison directe de la misère des populations et de l'effroi qui le précède, et en raison inverse d'une bonne alimentation et de la confiance que les médecins savent inspirer autour d'eux; que rarement il s'arrête à une victime dans les maisons où il surprend plusieurs commensaux; qu'il a décru et s'est éteint, cette année (1849) en repassant par la cholérine et la suette.

2. Que savons-nous de son origine, sinon qu'il nous vient de l'Inde et que dans sa course capricieuse, il semble se jouer, par les choix qu'il fait, de toutes les prévisions, de

toutes les théories de l'hygiène publique? Faut il en attribuer la cause à un animalcule, à un miasme fomenté sur les rives du Gange? Comment alors se propage-t-il contre la direction des vents dominants? Quelques observateurs, frappés de ce mode de progression tout-à-fait incontestable, ont prétendu que nous en étions réduits à admettre qu'il sort tout formé des fosses d'aisance dans les localités où il exerce ses ravages : c'est fort bien pour les villes où il y a des fosses d'aisance ; mais les auteurs de cette hypothèse ne se sont pas aperçus que cette supposition était toute gratuite pour les communes rurales dépourvues de ces sortes de réceptacles excrémentitiels. On ne sait pas mieux s'il s'exhale des entrailles de la terre, sous l'influence de quelque accident géologique ou magnétique échappé, jusqu'à ce jour, à l'œil et aux instruments des physiciens. Les problématiques déclinaisons de l'aiguille aimantée, dont on a fait tant de bruit à son approche, ne sauraient servir de preuve à cet égard.

5. Le choléra-morbus épidémique est-il contagieux? Il y a bien peu de maladies qui ne puissent le devenir d'une manière exceptionnelle, dans des circonstances données : il faut supposer alors la réunion de faits étiologiques spéciaux, tels que l'entassement d'un grand nombre d'individus sur un même point; ces derniers étant soumis à des privations de toutes sortes et à l'influence d'émanations animales putrides. Ce n'est certes pas par voie de contagion que le choléra-morbus est entré dans le village isolé de Château-Voué où nous avons été, en grand nombre prodiguer impunément nos soins aux habitants épouvantés. Malgré toutes nos in-

vestigations, il nous a été impossible d'établir l'existence de rapports quelconques entre le premier cholérique de Château-Voué et les habitants de l'une des communes suspectes.

4. Les aberrations qui ont signalé la marche de la maladie indienne, à travers notre département, nous paraissent pouvoir être expliquées de la manière suivante. En jettant les yeux sur la carte de la Meurthe, on s'aperçoit bientôt que la presque totalité des points envahis sont fort élevés et se trouvent dans des conditions de salubrité fort irréprochables, tandisque les contrées insalubres, et à miasmes paludéens, ont joui d'une immunité qui confond. Néanmois l'étonnement cesse bientôt, pour peu que l'on se contente de reconnaître l'identité du miasme indien et du miasme dégagé de nos marais, leur seule différence consistant dans leur puissance toxique. Toutes les fois que le premier traverserait une atmosphère chargée du second, il finirait par s'y diluer, amoindrir et descendre au niveau des simples effluves marécageux. Au moyen de cette hypothèse, qui ne semble point dépourvue d'intérêt, on parviendrait à se rendre compte du surcroit des fièvres intermittentes sérieuses et rebelles dont le canton de Dieuze a été affligé depuis le mois de Mai dernier.

5. Les nécropsies n'ont rien appris sur la nature et le siège du choléra. Il en est de cette affection comme du tétanos que l'anatomie pathologique a très peu éclairé de son flambeau. La psorentérie observée, chez quelques sujets cholériques épuisés par des évacuations alvines excessives, des traces de conjestions plus ou moins passives ont certainement

une importance bien secondaire ; ce sont de simples effets
dont on doit, suivant nous, faire remonter la cause jusqu'à
un état tétanique du système nerveux ganglionaire ; et, s'il
pouvait encore être vrai que les médications servent de
pierre de touche à la nature des maladies, nous penserions
avoir rencontré cette pierre de touche dans la noix vomique,
au moyen de laquelle, sollicitant la grande révulsion nerveuse, il nous est arrivé de substituer, avec succès, le tétanos
du cordon rachidien au tétanos du trisplanchnique.

§ II.

Le choléra-morbus épidémique parut en Mai 1832, sur
les confins du Département de la Meurthe et des Vosges.

1. Il éclatait à Deneuvre, le 29 Mai 1849 ; le 10 Juin à
Parey-St-Césaire et à Baccarat. Après ce début, par la frontière méridionale du Département et tout-à-fait conforme à
la marche qu'il suivit en 1832, il envahit par sauts et par
bonds, les quatre cinquièmes de la Meurthe, négligeant la
Lorraine allemande qui en forme le dernier cinquième. Il est
évident qu'il n'est question ici ni du chiffre de la population,
ni du nombre des communes frappées qui ne s'élèvent qu'au
nombre de 41, je n'ai en vue que le cercle tracé sur la carte
par la position géographique de ces dernières.

Presque toutes les communes, visitées par le fléau, étaient,
relativement à celles qu'il épargnait, fort élevées, découver-
tes, peu humides et souvent peu en relation avec les grandes
voies de communication. Les premiers coups étaient toujours
réservés aux pauvres habitants des plus misérables réduits.

2. C'est le 28 Juillet qu'il pénètre dans l'arrondissement de Château-Salins, par le village de Fresnes en Saulnoy; le 27 Août il remonte vers le nord sur la frontière du Département de la Moselle, dans le village de Chenois; le même jour il sévit à Harraucourt-les-Marsal; le 2 Septembre à Château-Salins, chef-lieu de l'arrondissement; à Château-Voué, le 17 Septembre; à Vic, le 9 Octobre, puis enfin s'arrête à Morville-sur-Nied, le 26 du même mois.

II.

TOPOGRAPHIE MÉDICALE DE CHATEAU-VOUÉ.

§ I.

Château-Voué, village de l'ancien duché de Lorraine, à 42 kilomètres nord-est de Nancy, à 13 kilomètres nord-est de Château-Salins, à 12 kilomètres nord-ouest de Dieuze, renferme une population de 352 habitants; population besogneuse, composée de tisserands, de vignerons, de manœuvres; deux ou trois au plus sont cultivateurs.

Cette commune est bâtie à l'extrémité sud-ouest du sommet d'une colline fort élevée; courant du nord-est au sud-ouest, dont la croupe s'abaisse, par des pentes abruptes jusqu'au fond des ravins que sillonnent deux affluents de la petite Seille. Au sud-est et au-dessus de la rive opposée du ravin de gauche, se trouve un plateau fort élevé, où s'étale, en amphithéâtre, de l'est à l'ouest, la longue forêt de Bride.

Tous les soulèvements, que l'on remarque dans cette partie tourmentée de l'arrondissement, sont formés de masses calcaires compactes et couvertes, à Château-Youé, d'une couche argileuse légèrement mélangée de sable. L'eau est rare dans le village et la qualité en est médiocre : les habitants pour s'en procurer, ont été obligés à creuser des puits très profonds.

Château-Voué, largement ouvert du nord-est au sud-ouest, n'est abrité d'aucun vent. Les maisons en sont peu élevées, très profondes et enfoncées, pour la plupart au dessous du niveau des rues; elles sont éclairées à peine et très mal aérées, parceque les ouvertures, rares, en sont beaucoup trop étroites; on n'y saurait voir clair en plein midi et on n'y respire qu'un air constamment vicié. Vous êtes désagréablement surpris, en y entrant, par cette odeur *sui generis*, qui caractérise la malpropreté de certaines classes, de certaines professions, de certaines conditions : à toutes ces causes d'insalubrité viennent s'ajouter encore les exhalaisons de toutes sortes, provenant d'eaux ménagères stagnantes et d'une infinité de réduits à porcs mal tenus. On y est mal vêtu, mal nourri, mal couché; hiver comme été, les habitants sont couverts de toiles grossières, peu propres à entretenir la chaleur du corps; ils ne mangent que des pommes-de-terre, peu ou point salées, le pain et la viande leur étant presque inconnus; ils couchent, sous d'énormes plumons (quand ils en ont), dans des caisses dont la paille de pois est bien rarement renouvellée : rien enfin n'y répare suffisamment les pertes incessantes causées par un travail pénible et peu productif.

Quoiqu'il soit en général assez mal tenu, ce village est moins sale, moins boueux que ceux qui se trouvent au-des-

sous de lui dans la plaine et que le fléau épidémique a épar-
gnés. On n'y remarque point de ces mares infectes, si communes partout ailleurs, qui servent de réservoir à toutes les
immondices. Le cimetière, qui domine le village, est placé
avantageusement, sous le vent du nord-est, à cent mètres
environ des habitations.

Les fièvres intermittentes, endémiques au-delà de la forêt
de Bride, dans la partie marécageuse du canton de Vic et de
Dieuze, sont presque inconnues à Château-Voué.

III.

INVASION, MARCHE, DURÉE DE L'ÉPIDÉMIE.

§ I.

1. L'état sanitaire de Château-Voué était irréprochable; à
la veille de l'invasion de la maladie, il n'y avait dans tout le
village qu'un hypochondriaque, trois femmes atteintes d'affections gastro-intestinales chroniques; une autre d'engorge-
ment du foie, une dernière enfin d'hydropisie symptômatique.
Dans le courant de Juin j'avais fait une ablation sérieuse de
l'anulaire de la main droite à une femme, dont un panaris
mal soigné avait carié les trois phalanges et détruit au loin
les tendons des muscles extenseurs et fléchisseurs du doigt:
elle traversa l'épidémie sans en ressentir la moindre atteinte.
Une seule des malades que j'avais guérie d'une entérite
chronique, paya, sans succomber, son tribut au choléra-
morbus.

2. Le 17 Septembre, Morifin, Jean-Pierre, garde champê-

tre, âgé de 55 ans, de constitution robuste, quoique sèche,
fut pris de coliques accompagnées de déjections et de vomissements semblables à de l'eau de riz, avec réfroidissement
subit et crampes légères. Ces accidents cédèrent, en peu
d'heures, à des lavements amilacés et laudanisés, à des stimulants diffusibles (éther, eau de menthe) et à des pédiluves
fortement sinapisés. Le 25 du même mois, Marie Tanneur,
femme Frémy, âgée de 57 ans, attaquée, sans autre prodrôme, au milieu des champs, succomba dans la nuit même
avant que l'on ait eu le temps de la secourir. L'éloignement
du village et la difficulté des communications ne permirent
pas à M. Josset, médecin à Dieuze, d'arriver avant la catas-
trophe : il constata seulement que la mort était la conséquence d'une attaque de choléra foudroyant.

Tel était le signal de l'invasion du fléau à Château-Voué.
On ne sait rien de plus sur ce point, sinon que les deux
premières victimes n'avaient pu entrer en relation avec d'autres cholériques.

Du 26 Septembre au 8 Octobre, treize jours s'écoulèrent
dans un calme apparent, qui servirent sans doute, sous l'influence de la peur, à l'incubation du miasme pestilentiel ;
puis l'épidémie se développant du 8 au 10 Octobre, jetta
soudain dans leurs lits 40 malades, dont douze succombèrent
en moins de 4 jours. Dès ce moment toute la population de
Château-Voué, étant sous l'influence cholérique, ne parut
plus aux yeux des observateurs qu'une réunion de malades
ambulants. Tous avaient la sclérotique et toute la surface
de la peau d'un jaune paille assez prononcé ; tous avaient

perdu l'appétit ou ne mangeaient qu'avec dégout les aliments végétaux et peu riches en éléments réparateurs ; ils demandaient de préférence des aliments gras, des viandes succulentes. Dans leur profond accablement, ils semblaient se mouvoir avec lenteur et parler avec moins de vivacité que de coutume. Il est impossible de ne voir dans cet ensemble de symptômes que les effets de la frayeur.

C'est le 10 Octobre, au moment ou tout était préparé pour que le fléau marchât rapidement vers la période extrême, que nous fûmes mandé, par une lettre touchante de M. le Maire de Château-Voué, qui venait de voir tomber autour de lui, dans la matinée même, cinq nouvelles victimes. Nous constatâmes, pendant notre première visite, 15 cas de choléra algide, 8 cholérines plus ou moins intenses, 9 suettes et une névralgie dorsale. Bon nombre de victimes allaient encore succomber, rien n'étant organisé pour que les malades pussent recevoir les secours et jouir du bénéfice des prescriptions que nous avions cru devoir faire. Nous avions bien apporté quelques médicaments et de la flanelle, mais nous manquions d'infirmiers. Nous employâmes la soirée qui suivit cette visite, MM. Josset, médecin à Dieuze, Moye et Lorrain, étudiants en médecine, deux intelligentes sœurs de St-Charles attachées aux hospices de Dieuze et moi, à nous entendre sur ce qu'il y avait à faire et à régler le service médical pour le lendemain matin. De mon côté je me hâtai de prévenir, de la détresse des habitants de Château-Voué, M. le Préfet de la Meurthe qui ne resta point inactif.

La confiance inspirée par notre première visite, l'assurance

de recevoir le lendemain des secours prompts, efficaces, éten-
dus à tous les patients, eurent pour résultat incontestable
de remonter le moral des habitants de Château-Voué et
d'imprimer une nouvelle et plus heureuse impulsion à l'épidémie. Dès le 11 nous entrâmes dans une nouvelle phase; le
nombre des morts diminua rapidement : la suette prenait le
pas sur le choléra. Ainsi nous n'eûmes plus, du 11 au 14,
que 12 nouveaux cas de choléra à enregistrer, le chiffre de la
cholérine s'élevait à 6 et celui de la suette monta jusqu'à 20. A
partir du 18 Octobre, il n'y eut plus que des convalescents.

Le fléau s'attaqua à tous les âges, décima les conditions
les plus malheureuses et sembla menacer plus spécialement
le sexe féminin. Il y eut donc, du 17 Septembre au 20 Octobre 1849, 77 malades répartis ainsi qu'il suit :

1° Relativement au genre de maladie :

Choléra   — 53 cas — 22 morts — 11 guérisons.
Cholérine — 14 cas — 00 morts — 14 id.
Suette   — 50 cas — 1 mort — 29 id.
          ———   ———   ———
          77   23   54

2° Relativement au sexe :

Choléra { Sexe masculin — 14 cas — 8 morts — 6 guérisons.
          — féminin   — 19 —   14   —   5 id.
                         ———   ———   ———
                         53   22   11

Cholérine { Sexe masculin — 7 cas — 0 mort — 7 guérisons.
            — féminin   — 7 —   0   —   7 id.
                           ———   ———   ———
                           14   0   14

Suette {

Sexe masculin —13 cas — 1 mort —12 guérisons.

id. féminin — 17 — 0 — 17 id.

———————

30 1 29

3° Relativement à l'âge :

Choléra {

de 4 à 10 ans: 6 cas — 6 morts — 0 guérisons.

de 10 à 20 — 9 — 4 — 5 id.

de 20 à 40 — 6 — 3 — 3 id.

de 40 à 60 — 6 — 5 — 1 id.

de 60 à 85 — 6 — 4 — 2 id.

———————

33 22 11

Cholérine {

de 7 à 10 — 2 — 0 — 2 id.

de 10 à 20 — 8 — 0 — 8 id.

de 20 à 40 — 2 — 0 — 2 id.

de 50 à 55 — 2 — 0 — 2 id.

———————

14 0 14

Suette {

de 9 à 10 — 2 — 0 — 2 id.

de 10 à 20 — 5 — 0 — 5 id.

de 20 à 40 — 17 — 0 — 17 id.

de 40 à 60 — 5 — 0 — 5 id.

de 72 ans 1 1 — 0 id.

———————

30 1 29

Aux 77 malades qui furent sous la dépendance unique de l'épidémie, il faut ajouter 4 enfants morts de nous ne savons quelle maladie puisqu'ils ont été soustraits à nos soins, à notre observation, par conséquent à notre responsabilité et

4 malades sous le poids d'affections intercurrentes qui n'eurent rien de commun avec la constitution médicale du moment.

5. Il est assez difficile d'assigner un terme précis aux extrémités de l'épidémie de Château-Voué. Un premier cas de
choléra se déclare le 17 Septembre, un second beaucoup plus
grave, foudroyant, le 25 du même mois. Ce n'est pourtant
que le 8 Octobre que le fléau s'étale et se développe avec une
incroyable intensité. Un dernier cas foudroyant se manifeste
le 14 Octobre en pleine épidémie de suette; jusqu'au 25 ou
au 30, il n'y a plus que des suettes ou des convalescents.
Dès le 1er Novembre tout semble rentré dans l'ordre; la constitution médicale parait bonne, ce qui n'empêche pas deux
sujets, un homme et une femme de succomber en peu d'heures, l'un le 24 Novembre, l'autre le 17 Décembre, à une
attaque de choléra.

IV.

SYMPTÔMES CARACTÉRISTIQUES DE L'ÉPIDÉMIE.

La physionomie exacte du fléau, dont je me suis chargé de tracer
ici une rapide esquisse, se retrouve toute entière dans l'ensemble des
phénomènes généraux applicables aux différentes phases parcourues par
le choléra. Les détails symptomatiques, me paraissant avoir une importance secondaire, je n'ai donné que ce qui m'a paru le plus saillant;
dans tous les cas je n'ai rien négligé de ce qui pouvait éclairer la question.

§ I.

1. J'ai dit plus haut, en parlant de la marche de l'épidémie,
quelle était l'influence de celle-ci sur la santé de la population de Château-Voué, en général : aux signes de modi-

fication profonde, par laquelle elle se manifestait, il reste, pour avoir un tableau complet des phénomènes initiaux du choléra, à ajouter les suivants: augmentation de la faiblesse, vertiges, douleur de tête, nausées, vomissements bilieux d'abord puis caractéristiques, anxiété précordiale, borborygmes, diarrhée bilieuse ou séreuse coïncidant, le plus souvent, avec les vomissements.

Il est à croire que les cas de choléra foudroyant ont été précédés de phénomènes particuliers, tels que, vertiges, douleurs nerveuses, diarrhée involontaire; toutes fois, je ne saurais l'affirmer, n'ayant pu obtenir à cet égard que des renseignements d'une valeur scientifique fort médiocre. Voici du reste la relation d'une attaque de choléra foudroyant, telle qu'elle s'est déclarée, sous mes yeux. Le 10 Octobre, à 5 heures du soir, j'entrai dans la maison Tiam où déjà cinq cholériques étaient alités depuis l'avant veille et la veille. La mère Tiam, agée de 67 ans, d'un tempérament sec, et récemment guérie, par moi, d'une entérite chronique, me suivit et s'assit, sans se plaindre, près de son poêle brulant, pendant que je me livrais à l'examen de trois malades qui se trouvaient dans cette première chambre, où nous venions d'entrer. J'avais bien remarqué la teinte jaune paille de sa peau et de ses sclérotiques, la lenteur de ses mouvements et de sa parole, mais je ne me préoccupai point de ces accidents communs à tous les autres habitants du lieu et trop justifiés d'ailleurs par le désastre qui frappait si cruellement cette malheureuse mère de famille. Tout à coup, au moment où je lui adressais une question relative à l'état d'une de ses

filles malade, je la vis en proie à des pandiculations extraor-
dinaires, qui durèrent une minute environ et furent incontinent suivies de vomissements si copieux qu'une infinité de vases en furent remplis instantanément autour d'elle ; le liquide qui était expulsé à pleine bouche ressemblait à du petit lait non clarifié. Les forces et la température du corps de cette malheureuse femme baissant avec une rapidité effrayante, on fut obligé de la placer immédiatement sur un lit, dans cette chambre où gisaient déjà trois autres cholériques. Quelques gouttes d'essence de menthe, sur du sucre, arrêtèrent presque instantanément les vomissements, ce qui n'empêcha pas l'extrême anxiété précordiale, la diarrhée caractéristique, les crampes et, plus tard, la cyanose. Dans la nuit, on crut la malade morte et le matin son nom fut inscrit sur les registres de décès de l'état civil. Elle a survécu néanmoins, grâce au dévouement d'une de nos sœurs de St-Charles qui lui fit prendre, le matin en arrivant, la mixture de Strogonoff dont nous n'avions pas eu le temps de nous munir la veille. Le dernier cas de choléra, qui fut foudroyant et se déclara le 14 Octobre, prit le jeune Courtois, âgé de 17 ans, dans le meilleur état de santé apparente, mais aussi dans le plus déplorable état de prostration morale. Le mal débuta, tout à coup, sans autre prodrôme, par des vomissements et des selles simultanées de liquide blanchâtre et floconneux, une faiblesse extrême, des douleurs et de l'anxiété précordiale, des crampes, puis enfin une cyanose très prononcée. Des soins empressés, prodigués par une de nos sœurs de St-Charles, en présence de laquelle le mal débuta, en-

rayèrent les accidents cholériques, mais le malade succomba, le septième jour, à une pneumonie gauche consécutive, caractérisée surtout par une douleur intolérable du côté.

Du 8 au 11 Octobre, lors du développement de l'épidémie, le refroidissement se montrait de très bonne heure et marchait avec une grande rapidité ; les vomissements séreux, semblables à du petit lait non clarifié, à de l'eau de riz, avec dépôts floconneux, les selles liquides, simultanées ou non, étaient remarquables par leur abondance: les chambres des malades en étaient, littéralement, inondées; la cyanose arrivait promptement et, en peu d'heures, le bout des doigts des patients était courbé, ridé, flétri et de couleur violette très foncée ; le facies était profondément altéré, la voix plus ou moins complétement éteinte; souvent, au dire des malades, la sécrétion urinaire avait déjà cessé au moment de l'insulte cholérique. L'intensité des phénomènes de réaction, lorsqu'elle put s'établir, sembla toujours répondre exactement à la violence de la période algide : beaucoup de malades succombèrent, dans la période œstueuse, à des méningites, à des accidents typhoïdes avec parotide, à des pneumonies par congestion. Les enfants ne purent jamais dépasser la période algide.

Du 12 au 14 Octobre, la période algide sembla affecter une marche plus lente, se trainer, en quelque sorte, d'une manière chronique. Les vomissements, moins fréquents peut-être, étaient toujours copieux et caractéristiques ; le liquide séreux des selles un peu plus épais et verdâtre. La peau toujours froide conservait une teinte lilas uniforme; le facies paraissait moins mauvais, moins grippé et la voix beaucoup moins altérée. La sécrétion urinaire ne se faisait pas davantage. Souvent on trouvait le pouls filiforme, la respiration lente, inégale, saccadée. Dans ces circonstances, la période de réaction se montrant plus modérée, on eut le bonheur de sauver plus de malades et de voir ceux-ci se remettre après une convalescence plus courte.

§ II.

a. Je crois devoir appeler l'attention des observateurs sur la rétraction des parois abdominales, qui précède bien souvent les vomissements et la diarrhée; en face de cet accident, qui m'a toujours frappé et qui s'accompagne de cruelles douleurs abdominales, je me suis demandé quels rapports il pouvait avoir avec le même phénomène inhérent à la colique saturnine. Dans l'un et l'autre cas il y a soif, sécheresse de la bouche et de la gorge; la langue est rarement nette, le plus ordinairement elle est large, plate, blanche, humide, saburrale; froide dans le premier cas, dans le second chaude aussi bien que le reste du corps. Ce parallèle, qui cloche à cause de l'existence de la diarrhée et des vomissements, ne saurait plus être établi dans la seconde période où se révèlent des changements d'une autre nature.

b. Ce qui détermine le caractère de la diarrhée cholérique, ce n'est ni la fréquence de la diarrhée, ni l'abondance des déjections, c'est plutôt le mode d'évacuation, souvent involontaire; c'est surtout la nature du liquide excrété: le plus souvent il ressemble à de l'eau de riz, floconneuse, caillebottée, à du petit lait non clarifié; dans quelques cas, remarquables par la lenteur de leur marche, nous l'avons vu fortement albumineux et de couleur verdâtre : en toute circonstance l'odeur en était fade, légèrement nauséabonde.

c. Le plus souvent, dès que la diarrhée cholérique a paru les vomissements ne se font pas attendre; un grand nombre de fois ils se sont montrés simultanément; fort souvent encore ils ont débuté seuls. Le liquide rendu, s'échappait par jets qui remplissaient la bouche; il était ordinairement plus séreux, plus limpide que celui des selles. Les vomissements alternaient d'ordinaire avec un hocquet insupportable.

On ne saurait rien dire de précis sur la marche et la durée des évacuations par haut et par bas, sinon que les vomissements se supprimaient quelques fois avant le terme fatal, surtout chez les enfants.

d. On comprend, et il est rationnel de dire, que la sécrétion des urines suit une progression inverse de celle des évacuations gastro-intestinales; si donc quelques malades ont assuré que la suspension des urines fut contemporaine de ce que nous avons signalé comme prodrômes du mal, c'est qu'ils ont sans doute négligé de tenir compte d'accidents diarrhéiques préliminaires.

e. Le facies des cholériques est trop connu pour que je me permette d'en donner ici une description; seulement je ferai remarquer que, si, dans la période œstueuse, la face prend une teinte lie de vin, il faut peu compter sur une heureuse réaction. Peut-être aussi a-t-on exagéré, en parlant de la rétraction du bulbe oculaire et de l'application des lèvres amincies sur les dents ; mais tout ce que l'on a dit, à propos de la cornée transparente et de l'injection de la sclérotique, est vrai.

f. Tout est froid chez le cholérique, dans la période algide : l'haleine, la langue, les muqueuses et la peau qui, ridée, flétrie, gluante est sans rénitence aucune. Ce qu'il y a de plus remarquable, c'est que les malades, tout en conservant l'intégrité parfaite de leurs facultés intellectuelles, ne s'aperçoivent pas que leur chaleur naturelle a baissé de 10 ou 12 degrés. Saurons-nous quelque jour dans quel état se trouve alors le système nerveux ganglionaire et le pneumogastrique ?

g. Ni l'auscultation, ni la percussion n'ont jeté de lumière sur ce qui se passe dans l'organe central de l'hématose. La respiration varie de fréquence, de vitesse, de profondeur : elle est anxieuse, accompagnée d'oppression désespérante : voilà tout ce que l'on en sait, si non que cela finit souvent par des congestions passives, actives ou par l'asphyxie.

h. Au début de l'atteinte cholérique, le cœur est tumultueux, les battements en sont éclatants et sonores ; bientôt ils décroissent, s'assourdissent et ne sont plus perçus ni par la main ni par l'oreille ; le pouls devient filiforme et cesse de battre tout-à-fait.

i. La voix est altérée comme dans la hernie étranglée arrivée à une période extrême, comme dans certaines péritonites, et dans le choléra sporadique ; il y a quelque chose de rauque, de soufflé, de fêlé qui frappe. Elle baisse rapidement avec la marche ascendante de la période algide et reprend son timbre peu-à-peu en suivant les progrès de la seconde période.

k. Nous aurions pu prendre en général la puissance de la voix comme mesure certaine des forces physiques. Les malades aphônes se pelotonnaient silencieux, somnolents dans leurs lits, redoutant même, par crainte de la fatigue, de faire un mouvement, de pousser une plainte. Pour être exact, il faut que je fasse mention ici d'une circonstance qui me parait toute exceptionnelle : Antoinette Tiam, jeune fille de 20 ans, sous le poids de la période algide depuis le 9 jusqu'au 13 Octobre, se leva plusieurs fois, avec une sorte de violence délirante et malgré la garde, dans les journées du 11 et du 12, pour aller ouvrir la croisée de sa chambre—fort petite du reste—et respirer l'air extérieur. Certes le facies et la voix de cette jeune fille, qui guérit néanmoins, étaient des plus sinistres.

l. Rien de plus vrai que l'état d'intégrité parfaite des facultés intellectuelles pendant la période algide et que la violence caractéristique des crampes qui arrachent quelquefois aux patients des plaintes déchirantes. Ces dernières débutaient presque toujours avec le mal; et les facultés intellectuelles ne se modifiaient jamais que durant la période œstueuse. Comment est-il possible de concilier l'état normale du cerveau avec l'altération si profonde du sang et des puissances motrices de la fibre musculaire ?

§ III.

Certes, pendant le cours d'une épidémie semblable à celle qui nous occupe, la cholérine ne peut être considérée comme une affection spéciale; c'est le choléra bénin, c'est le choléra moins les crampes , la cyanose, les phénomènes asphyxiques; c'est le résultat de l'action de la cause cholérique tombée par hazard dans une organisation réfractaire. Divers accidents nerveux, gastralgiques, joints à une lenteur , à une difficulté remarquable de la convalescence, semblent pleinement justifier mon assertion.

§ IV.

La suette, qui a pour signes pathognomoniques de la céphalalgie, une douleur pongitive à l'épigastre, des transpirations excessives et des soulèvements papuleux que je ne puis me défendre de comparer à la psorentérie, n'est-elle pas le choléra de la peau ? J'ai tout lieu de craindre que la solidarité établie entre la muqueuse gastro-intestinale et toute la membrane cutanée, par le système nerveux ganglionaire, ne fournisse un jour une réponse affirmative à cette question. Peu de suettes ont été éruptives à Château-Voué, peu ont été accompagnées de gravité, moins encore ont-elles donné lieu à des accidents gastro-intestinaux. Je ne puis résister à parler ici d'un cas de suette fort remarquable , qui s'est accompagné d'accidents cataleptiques. Marie Anne Arnoud, jeune fille de 22 ans, fortement constituée, commença par se plaindre, dans la nuit du 9 au 10 Octobre, d'un mal de tête atroce surtout vers l'occiput, de sensibilité très vive le long du rachis, d'une dyspnée considérable et d'une douleur pongitive à l'épigastre. Les bras et les jambes étaient le siège d'irradiations fort agaçantes. Quand je la visitai, le 10, dans l'après-midi, elle se plaignait de l'action irritante du bruit et de la lumière sur l'ouïe et sur la vue; elle se tenait pelotonnée sous son énorme plumon. Il n'y avait rien de particulier du côté des organes digestifs; la chaleur de la peau s'était équilibrée avec la température de l'appartement, et la sueur ne se manifestait que très imparfaitement. Les mouvements du cœur sont bruyants et tumultueux; les carotides et les radiales vibrantes ont des mouvements isochrones à ceux du cœur. On n'entend pas également bien le bruit respiratoire dans le poumon, dont plusieurs point semblent engoués. La malade étant réglée, les prescriptions faites lors de notre visite n'ont pas été exécutées par les personnes peu intelligentes qui entouraient alors la malade. Les accidents s'aggravèrent dans la nuit du 11 : la malade, ordinairement taciturne, était prise soudain de mouvements spasmodiques violents, auxquels succédaient l'accélération, puis la suspension définitive de la circulation et de la respiration, puis une insensibilité complète pendant plusieurs minutes; alors on pouvait imprimer aux membres les mouvements automatiques connus. Des évacuations sanguines générales, puis locales le long du rachis des drastiques, des épispastiques finirent par ramener la malade à la santé. Néanmoins il est resté, chez cette jeune fille, quelque chose d'étrange que l'on ne remarquait pas avant sa maladie; il y a, dans toutes ses fonctions de relation, une certaine bizarrerie qui frappe ceux qui l'entourent.

Nous n'avons eu qu'un mort par la suette : c'est un vieillard qui a succombé à une indigestion, pour avoir voulu fêter trop tôt sa convalescence.

§ V.

Pendant la première phase de l'épidémie, la marche des cas particuliers a été bien plus rapide et la durée bien plus courte que sous l'influence de la seconde.

Les cas foudroyants ont duré de 10 à 20 heures; les autres ont atteint la période de réaction en 6, 8 et 10 heures : la période algide ne put être franchie par les enfants au dessous de 10 ans.

Pendant la seconde phase de l'épidémie, où les cas particuliers revêtaient une physionomie nouvelle, on a pu observer en quelque sorte la lenteur et la moindre énergie de la période algide; la transition réactionnaire fut moins prononcée et la convalescence plus rapide.

Si la terminaison a été funeste aux deux tiers des malades atteints — y compris ceux qui ne furent point soignés au début — il ne faut pas croire qu'elle a été la même pour tous; quelques uns ont succombé à l'asphyxie de la période algide, d'autres à l'asphyxie lente d'une réaction incomplète, d'autres à une parotide accompagnée de phénomènes adynamiques, d'autres à une pneumonie ou à une méningite cérébro-spinale. Une seule femme de 40 ans est morte subitement, dans les premiers jours d'une convalescence franche. Madeleine Seichepine, âgée de 17 ans, s'est rétablie après avoir traversé quelques accidents tétaniques substitués au choléra par la noix vomique. Pour le reste des malades le retour à la santé s'est manifesté par des accidents nerveux ou de la faiblesse du tube digestif.

La convalescence des cholérines et des suettes, quoique
courte et bénigne, a dû être soigneusement surveillée. J'ai déjà
dit plus haut comment était mort de la suette un vieillard de
70 ans.

V.

THÉRAPEUTIQUE.

Le choléra nous étant complétement inconnu dans sa cause
comme dans sa nature, la thérapeutique en a dû quelque peu
être livrée au hazard des théories et aux tatonnements de
l'empirisme. Pour nous qui avons eu, par suite de notre
position géographique, l'avantage de n'être appelés que fort
tard dans la lutte, nous avons pu profiter des erreurs et des
succès de ceux qui nous y avaient devancés et puiser dans les
stériles richesses d'un arsenal immense. Aussi avons nous été
assaillis par toutes les péripéties de l'embarras du choix.

Avant de pénétrer plus profondément dans les détails de
la thérapeutique, je pense qu'il est de mon devoir, du devoir
de tous les médecins, d'appeler l'attention de la société sur
l'ignorance et la misère des populations rurales : ce double
fléau, je le considère comme la principale cause éloignée du
choléra et l'auxiliaire le plus puissant de toutes les pestes.

§ I.

PROPHYLAXIE.

Notre arrivée, en grand nombre et au premier signal, sur

le théâtre de l'épidémie, notre assurance et notre calme ; l'empressement que nous mettions à interroger, palper, ausculter les malades, à examiner, sans répugnance comme sans affectation, les matières des vomissements et des déjections, n'ont certainement pas peu contribué à remonter le moral affaissé des habitants de Château-Voué : nous avons pu constater cet heureux résultat dès notre seconde visite.

Quelques bonnes et consolantes paroles adressées çà et là; des antispasmodiques offerts aux plus peureux, avec une certaine assurance et des aliments de bonne qualité distribués, avec discernement, aux nécessiteux; quelques travaux de propreté mis à exécution immédiate, par l'autorité locale, ont complété tous nos moyens prophylactiques.

Les gens de la campagne, ordinairement *aérophobes,* l'étaient bien davantage pendant le cours de l'épidémie cholérique. Convaincus que le fléau pénétrait, avec l'air extérieur, dans leurs habitations, ils en bouchaient toutes les ouvertures, avec le plus grand soin, et s'y emprisonnaient dans une atmosphère méphitique et brûlante; nous étions obligés à ouvrir les croisées des chambres où nous faisions nos visites. Cette pratique salutaire rencontra bien quelque peu d'opposition; mais bientôt nous eûmes, pour imitateurs, tous les habitants de la commune.

En toute circonstance, la peur est mauvaise conseillère; et si nous l'avons vue retenir, dans leurs lits, des individus qui n'étaient pas atteints de l'épidémie, trop souvent elle a fait que d'autres ne voulaient pas s'avouer à eux mêmes leur véritable situation : ils pensaient se sauver en niant, en négli-

geant ces symptômes précurseurs que la médecine est parvenue
à connaître et qu'il est si précieux de combattre de bonne
heure, pour enrayer la marche de l'épidémie et diminuer sûre-
ment le nombre des victimes. Nous portions notre sollicitude
sur tous les dérangements du tube digestif quels qu'ils fussent :
nous traitions l'anoréxie, par une demi diète et les aliments
gras ; dans les indigestions, nous cherchions, autant que cela
se pouvait, à provoquer l'assimilation des substances alimentaires par des boissons aromatiques.

Quelques soldats envoyés à Château-Voué, par l'autorité,
n'ont pas peu contribué à conserver leurs forces aux gens
encore valides, en leur venant en aides dans les dures travaux
de la campagne.

§ II.

CURATION.

A. DE LA PÉRIODE ALGIDE.

Toute ma thérapeutique était dominée par cette double
considération qu'il fallait : 1° retenir à la surface les fluides
circulatoires entrainés vers les organes centraux, vers le tube
digestif surtout, par un raptus inconnu; 2° modifier le système
nerveux ganglionaire aux dépens du cordon rachidien, par
une légère sollicitation révulsive.

I. Le premier, le plus héroïque de tous les moyens, c'est,
à mon avis, le sinapisme promené le long de la colonne
vertébrale, sur les extrémités supérieures et inférieures : l'ef-
ficacité de tous les autres est bien près d'être compromise,
quand celui-ci échoue définitivement.

Les ventouses scarifiées ont bien aussi leur utilité, quand elles sont appliquées de bonne heure sur la poitrine et le long du rachis, dans les cas d'asphyxie plus ou moins prononcée (toujours les malades en ont éprouvé un soulagement marqué et immédiat) ; dans les cas graves, surtout à l'époque de transition qui relie les deux périodes l'une à l'autre, les moxa sur l'épine dorsale !

On l'a dit avec raison, et notre propre expérience n'a fait que confirmer les assertions relatives à ce point de pratique médicale, il ne faut pas se hâter d'abandonner l'emploi de ces moyens externes, si puissants sur une surface aussi étendue que celle de la peau. Avec de la persévérance et des soins bien entendus, on obtient des résultats inespérés, c'est ainsi que l'on parvient à retenir, à ramener à la surface la vie qui délaissait la circonférence pour aller s'épuiser en congestions viscérales profondes ou s'écouler en ruineuses évacuations gastro-intestinales ; on s'en aperçoit à la diminution dans la quantité, la qualité et la fréquence des déjections ; les crampes disparaissent à mesure que la peau reprend un peu de rénitence et de vie.

Le sang tiré, et la révulsion produite par les ventouses, allège ordinairement le poids si lourd qui oppresse les malades et les jette dans une anxiété inexprimable.

Quant à l'emploi du moxa, il est difficile à la campagne ; il n'y a pas obtenu tout le succès désirable, parceque l'on ne pouvait y recourir que fort tard et pour ainsi dire *in extremis* ; d'un autre côté, la peur des paysans était exploitée contre nous par cette race d'hommes, bien connue, pour qui le savoir est fort au dessous du savoir faire.

II. Je me suis déterminé, dans le choix des moyens internes, en consultant les travaux des hommes qui avaient vu le plus grand nombre de cholériques et dans les différentes contrées où le fléau avait sévi; et, le dirai-je, j'ai été quelque peu conduit par mes préoccupations théoriques relatives à l'idée de révulsion nerveuse.

1° De tous les médicaments, administrés à l'intérieur, la mixture de Strogonoff, dont la base est la teinture de noix vomique, me parut répondre d'une manière satisfaisante à l'idée que je m'étais formée de la nature du choléra. Nous y eûmes donc recours dans les cas les plus graves : la mère Tiam doit certainement la vie à la puissance de ce moyen; les légers accidents tétaniques, qu'il a substitués, chez Madeleine Seichepine, aux phénomènes propres à l'épidémie, doivent encore lui faire rapporter tout l'honneur de la cure; le jeune Courtois, frappé d'une attaque foudroyante et ayant fait usage de cette mixture, n'a succombé qu'à une pneumonie aigüe qu'il a été impossible de modérer. Je dois faire mention ici d'une circonstance particulière : la femme Paumier, qui, par le bénéfice de notre mixture de Strogonoff, était sortie victorieuse d'une grave attaque de choléra, mourut subitement quelques jours après, alors qu'elle se trouvait en pleine convalescence.

Pour tous ceux qui ont suivi avec attention ce qui se passe avant, pendant et après les épidémies du choléra, ce fait n'a rien d'étonnant : mais des gens ignorants et pleins de malveillance ont accusé la noix vomique de l'accident dont nous parlons.

2° Après la noix vomique, viennent les stimulants diffusibles, les infusions aromatiques, l'acétate d'ammoniaque, les
éthers, l'essence de menthe; puis enfin l'opium à dose plus ou
moins élevée.

3° a. Les moyens externes nous ont paru suffisants toutes
les fois qu'il s'est agi de combattre les congestions vers la tête
et la poitrine : sinapismes, ventouses scarifiées, vésicatoires
à l'épigastre.

b. A l'abaissement de la température, indépendamment des
stimulants internes et externes, nous opposions la chaleur artificielle.

c. Souvent l'essence de menthe, à la dose de quelques
gouttes sur du sucre, arrêtait les vomissements, dans les cas
graves; dans les cas moins graves, nous avions recours à des
potions aromatiques éthérées. Toutefois il ne faut pas perdre
de vue l'énergie avec laquelle nous appliquions nos moyens
externes.

d. Nous cherchions aussi à modérer les diarrhées, par les
lavements amilacés et laudanisés, et les douleurs abdominales, par les cataplasmes émollients et opiacés.

B. DE LA RÉACTION.

La période de réaction, se produisant sous trois aspects dif-
férents, nous obligea à modifier nos moyens ainsi qu'il suit :

1° Dans la stupeur nerveuse : application d'un large vési-
catoire à la nuque, de sinapisme; frictions sur la tête avec le
liniment ammoniacal de Worms; toniques, eau vineuse, bouil-
lon de bœuf à l'intérieur.

2° Dans la stupeur (avec rougeur de la face) cœur fort, pouls développé, sans délire prononcé : saignée générale, (rarement employée) ventouses scarifiées à la nuque; réfrigérants administrés avec précaution ou liniment de Worms; boissons acidules, froides.

3° Dans la stupeur avec fièvre, étourdissements, vertiges (rares); ventouses scarifiées sur la nuque, affusions froides, moxa; boissons acidules.

Quand ces états divers étaient accompagnés de constipation opiniâtre, on recourait aux lavements purgatifs salins.

Les méningites avec suppuration (Tiam Arnoud) étaient au-dessus des ressources de l'art. C'est dans ces circonstances que nous croyons avoir employé le moxa trop tard.

Le développement fatigant de gaz intestinaux cédait bien aux évacuants.

C. DE LA CHOLÉRINE.

Le repos du lit, la chaleur artificielle, les cataplasmes et les lavements émollients laudanisés, les boissons aromatiques ont suffi dans tous les cas pour arriver à bien.

D. DE LA SUETTE.

La suette, moins un cas bien remarquable (Marie Anne Arnoud) a été fort bénigne; elle a cédé au repos du lit, à la diète, à une chaleur modérée et à la limonade légère pour boisson.

RAPPORT

DE LA SOUS-COMMISSION,

AU CONSEIL MUNICIPAL

ET A LA COMMISSION SANITAIRE,

PAR

MM. MASSON, PARISOT et ANCELON, rapporteur.

Dieuze, le 1ᵉʳ Septembre 1849.

MM.

En l'absence de tous renseignements sur ce qui se passe à Haraucourt et sans se préoccuper davantage de la nature du fléau que vous êtes appelés à combattre, votre commission s'est évertuée à chercher quelles sont, autour de nous, les causes énervantes qui rendent les hommes plus vulnérables en temps d'épidémies, quelles sont les causes matérielles d'insalubrité, quels moyens leur seraient plus facilement, plus efficacement, plus immédiatement applicables. Là toutefois ne s'est pas bornée notre investigation. Dans le double but de rendre son travail plus complet et de rassurer, à l'avenir, les populations alarmées sur l'état hygiénique de la localité, votre commission ne s'est point contentée d'indiquer à l'autorité les faciles moyens de salubrité à mettre immédiatement en usage, elle a pensé que encore sa mission lui faisait un devoir de signaler, à qui de droit, des travaux plus durables et d'une indispensable nécessité que lui a fait imaginer une discussion approfondie.

Avant d'aller plus loin et pour vider immédiatement une question grâve, nous recommandons spécialement à la police certains points centraux de débauche, certaines écoles, assez connues, de démoralisation.

En regard de cette cause de prostration morale et physique, il convient de placer la grave question de l'alimentation. De l'avis unanime des hommes compétents, il ressort que l'insuffisance et la mauvaise qualité des denrées alimentaires expose infailliblement à la dangereuse absorption du miasme épidémique. En conséquence, l'autorité devra faire surveiller, dans les marchés, le degré de maturité des fruits et des légumes qui y seront exposés en vente, et faire examiner, avec une égale sollicitude, les viandes à la main et les viandes dépécées dans les abattoirs publics. Alors même qu'elle se sera assurée de la bonne qualité des substances nutritives, son devoir ne lui permettra pas encore de rester inactive, sur ce point important : elle aura encore à s'assurer que le pauvre est suffisamment nourri, qu'il mange de la viande ; et pour atteindre ce but, elle substituera, aux distributions d'argent, généralement condamnées comme démoralisantes, une distribution de comestibles. Manquer à ce précepte impérieux d'hygiène publique, c'est vouloir créer, à plaisir, des foyers épidémiques indestructibles, dont la menace est incessamment suspendue sur la tête de tous.

Qu'est-ce encore que cela, si la chambre habitée par le pauvre n'est pas aérée, n'est pas éclairée, n'est pas saine ? Si sa couche, si celle de ses enfants n'ont pas toute la sécheresse, toute la propreté désirables ? Mettez donc, à sa disposition, de la chaux pour blanchir ses murs, pour en chasser les insectes ; de la paille nouvelle pour assainir son lit.

L'entassement des individus, qui semble agir d'une manière directe sur la production des épidémies, nous engage à solliciter le renvoi immédiat des écoles de filles et de garçons.

Une question vaste par son étendue, ardue par les difficultés dont elle est hérissée, embarrassante par les obstacles qui surgissent à chaque pas, a retenu longtemps vos commissaires et nécessité, de leur part, des démarches et des recherches pénibles; c'est celle de l'altération de l'air par des émanations de toutes sortes.

1° Dégagement incessant de gaz hydrogène sulfuré des immenses dépots de résidus de la fabrication de soude, placés sur une vaste étendue de terrain, au nord de la saline; émanations de même nature s'exhalant du fond du canal qui reçoit les eaux mères sortant des ateliers de décomposition et qui s'étend depuis la grille du mur d'enceinte, au nord, jusqu'auprès de la maison Barbier, après avoir longé les jardins de la rue du Moulin.

2° Émanations paludéennes du pourtour de l'écluse du moulin ; du lit du Verbach, mis à nu, en aval du pont où se trouvent les latrines publiques ; de la portion du canal qui forme le lit de la vieille Seille, jusqu'au delà du jardin Véner; du lit du Spin, depuis l'écluse de la saline jusques et y compris la voûte qui passe sous les maisons de la rue du Moulin.

3° Émanations fournies par les fumiers de l'intérieur de la

ville, par certaines écuries, par des réduits à porcs, déjà si-
gnalés par les premières commissions ; enfin par les cassis et
les égouts malpropres et en ruines.

N° 1. Votre commission pense que l'on pourrait neutraliser,
jusqu'à un certain point, l'hydrogène sulfuré répandu dans
l'atmosphère, par un dégagement de chlore ; et, pour atteindre
ce but, elle croit qu'il conviendrait de prier M. le Directeur
de la saline de faire perdre, à ses appareils, à une hauteur
moyenne, un peu plus de chlore que de coutume. Pour ce qui
a rapport au canal central de la saline et aux eaux mères
qu'il charrie, il est à désirer qu'il contienne un peu plus d'eau,
dont on ne permettrait l'écoulement qu'à l'arrivée des temps
froids, et qu'il soit dévié plus tard, au moyen d'une conduite
souterraine, vers le canal de la roue hydraulique, un peu au
delà de cette roue. On parviendrait ainsi à concilier les intérêts de la saline, ceux des habitants de la rue du Moulin
et les exigeances de l'hygiène publique. N'est-ce-pas là une
de ces questions irritantes, qui renait sans cesse, à laquelle,
en définitive, il faudra bien tôt ou tard donner une solution
satisfaisante. Quelles prescriptions prétendriez-vous imposer
aux habitants de la rue du Moulin qui vous renverront sans
cesse au ruisseau infect dont ils ne peuvent plus user pour
entretenir la vie dans leurs jardins ?

N° 2. Le pourtour de l'écluse du moulin a laissé à découvert
une immense surface de marais que l'on pourrait solidifier
avec des scories de houille ; il serait désirable que, pendant
un temps indéterminé, on put élever un peu le niveau de la
Seille, en demandant au régisseur de l'étang de Lindre-Basse,

un filet d'eau de quelque importance. Plus tard on fera bien de construire un mur de soutènement sur toute la rive droite de l'écluse dont nous parlons et de transformer alors, en un angle sortant très obtu, l'angle rentrant qui s'oppose aujourd'hui au dégorgement de la première arche du pont du moulin.

Une amélioration importante, que l'on peut, que l'on doit faire immédiatement, c'est l'ouverture des vannes du pont du Verbach, près de la maison Coursant, et le barrage de ce ruisseau à son embouchure dans la Seille : on obtiendra ainsi un niveau d'eau suffisant pour s'opposer à l'évaporation de larges surfaces vaseuses et putrides, sans léser aucunement les intérêts des propriétaires de lavoirs, établis sur le ruisseau. L'autorité ferait bien, jusqu'à l'abaissement définitif du thermomètre dans nos contrées, d'interdire aux animaux domestiques l'usage des bains sur ce point, et de recommander la surveillance la plus active sur les vidanges d'immondices qui se font chaque soir du haut du pont.

Le canal de la mine fournissant un filet d'eau encore considérable, la commission pense qu'il est urgent d'utiliser ce filet d'eau en le dirigeant, en totalité, dans la vieille Seille; il suffirait, pour arriver à ce résultat, d'établir momentanément un barrage au-dessous du point de jonction des deux ruisseaux : le reste du cours du canal, ombragé d'épais végétaux, ne fournit presque rien à l'évaporation.

Le lit du Spin, dévié à droite dans la rigole qui longe la digue du bassin du canal, puis conduit à travers le verger de M. Renaut dans son bras de dégorgement, permettrait d'assainir la rue du Moulin, en supprimant l'usage de l'horrible voûte sur laquelle une partie des maisons est bâtie. On aurait tout à gagner par cette modification, en temps de crue extraordinaire des eaux.

N° 5. On ne peut obtenir l'enlèvement des petits fumiers que de la bonne volonté des propriétaires : c'est à la persuasion seule qu'il convient de recourir, en cette circonstance. Quant aux fumiers un peu considérables, la commission reconnaissant toute l'impossibilité, tout le danger même qu'il y aurait à remuer de pareils foyers miasmatiques, propose de les faire entourer d'une clôture, capable de mettre obstacle à de nouveaux amoncellements de fumiers et d'immondices auxquels ils servent de dépôt, et de neutraliser les effets de leurs parties liquides, au moyen des désinfectants connus. A plus tard leur éloignement complet.

Le collége, les écoles sont des foyers d'infection dont on doit sérieusement s'occuper; le pourtour des édifices publics, l'abord des cabarets où l'urine exhale son odeur infecte, les places et les ruelles ont aussi leurs points insalubres à ramener à de meilleures conditions.

Il convient de faire surveiller certaines écuries dont on n'enlève les fumiers que chaque quinze jours; et une infinité de réduits à porcs tenus salement, dans des cours et des caves non moins sales; d'exiger chaque jour le balayage, le passage des tombereaux des boueurs, et l'enlévement des boues de ville ; de déterminer des lieux et de fournir des moyens de vidange aux nombreux ménages qui manquent de fosses d'aisance; d'assainir les cassis, les égouts par des réparations immédiates et des lavages désinfectants quotidiens. Hier déjà la commission a eu lieu de remarquer les bons effets produits, dans les rues, par les lotions chlorurées qui y ont été pratiquées.

Ici, MM., s'arrête la tâche de la commission; celle de l'autorité commence; c'est à cette dernière qu'il appartient de faire exécuter, avec toute l'énergie dont elle est capable, les mesures arrêtées, de concert avec elle, dans le sein de la commission sanitaire. Mais, MM., comme nous vous l'avons fait pressentir, dans le cours de ce rapport, comme déjà l'expérience vous l'a depuis longtemps enseigné, on est bien loin d'obtenir toujours les résultats désirés à la suite des prescriptions sèches de l'autorité. Eh! bien, dans les circonstances graves où nous nous trouvons, venons en aide à nos édiles; que les bienveillantes exhortations du dévouement prêtent une nouvelle force à la voix de l'autorité; faisons un appel aux hommes de bonne volonté, au dévouement et aux lumières de tous et même, s'il le faut, à l'égoïsme bien entendu, bien compris, dans le but de former une association sanitaire qui arrivera, par une surveillance d'autant plus active qu'elle sera toute bénévole et par tous les stimulants d'une fraternelle persuasion, à favoriser l'entier accomplissement des exigeances de l'hygiène publique.

Le Rapporteur,

ANCELON.

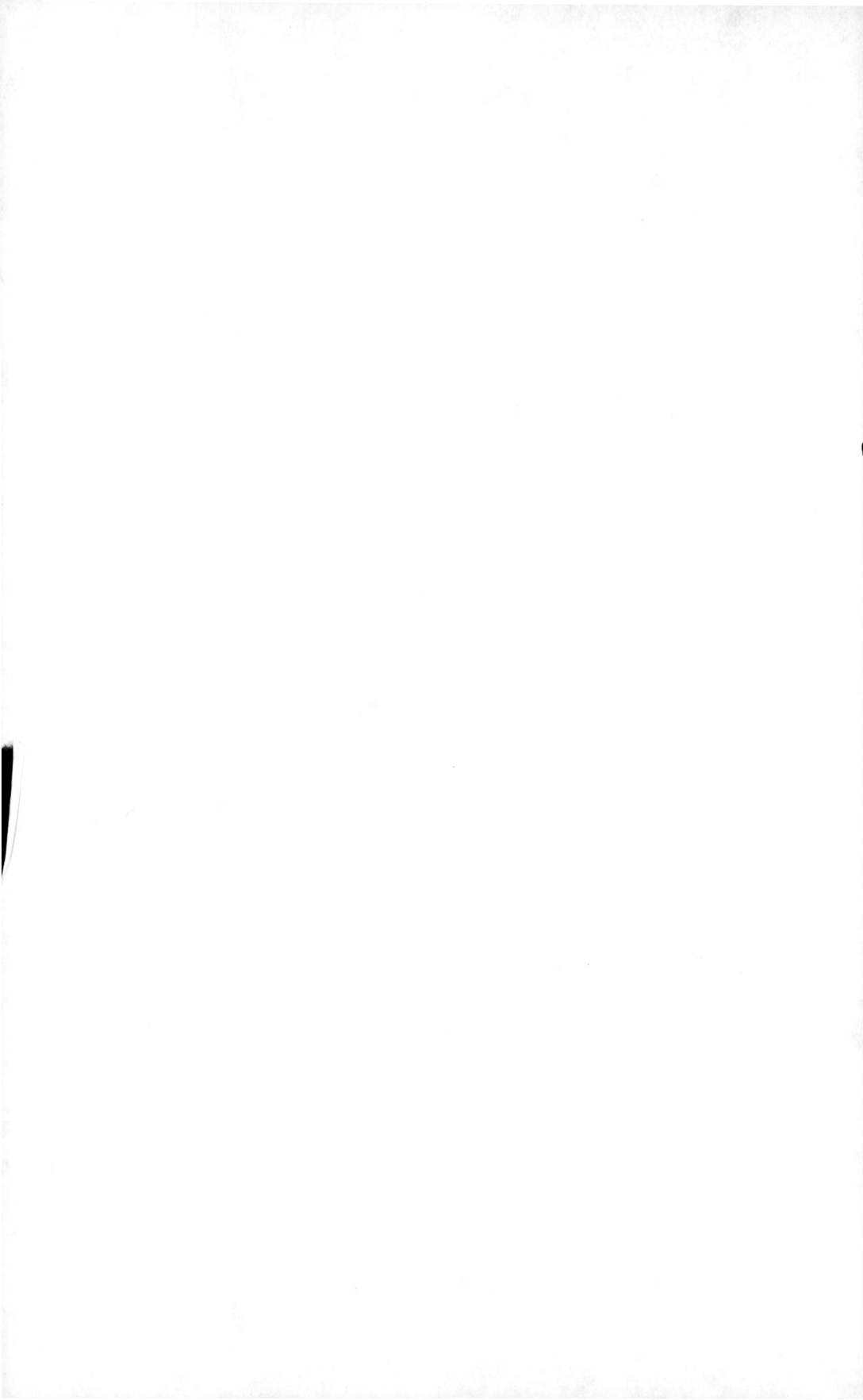

www.ingramcontent.com/pod-product-compliance
Lightning Source LLC
Chambersburg PA
CBHW070750220326
41520CB00053B/3808